Dr P. COŸNE

OFESSEUR A LA FACULTÉ DE MÉDECINE

L'INSTITUTION NATIONALE DES SOURDES-MUETTES
DE BORDEAUX,

DU SOURD-MUET

ET DE SON ÉDUCATION

BORDEAUX

IMPRIMERIE G. GOUNOUILHOU

11 — Rue Guiraude — 11

1894

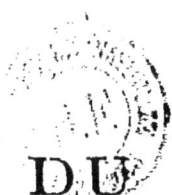

DU SOURD-MUET

ET DE SON ÉDUCATION [1]

Lorsque, il y a longtemps déjà, je m'étais engagé à traiter
devant les membres du Cercle Vergniaud un sujet scientifique,
j'avais été loin de songer à vous entretenir du sourd-muet et
de son éducation. Cette idée m'a été suggérée plus particu-
lièrement, je dois le reconnaître, par ceux qui sont mes
parrains dans cette circonstance. J'ai d'abord hésité, puis après
réflexion, j'ai pu m'assurer que vos représentants avaient raison et que, pour l'honneur de la ville de Bordeaux, il y avait
intérêt à ce qu'une étude sur ce sujet fût exposée devant une
réunion aussi considérable que la nôtre et aussi sympathique
à toutes les œuvres humanitaires. C'est qu'en effet notre cité
a été au siècle dernier un des centres où ont commencé, où se
sont manifestés les efforts généreux qui ont abouti à la création
des institutions destinées à faire sortir les sourds-muets de
leur isolement et de l'abandon cruel auquel ils étaient condamnés; et grâce à ces efforts, il leur a été possible de prendre
dans l'humanité la place à laquelle ils avaient droit. C'est que
Bordeaux est une ville riche en établissements charitables
destinés à l'amélioration du sort des sourds-muets, consacrés,
il est vrai, surtout à leur instruction, mais servant aussi au
soulagement des misères morale et matérielle, ainsi que des

---

(1) Conférence faite le 3 mars 1894 au Cercle Vergniaud, de Bordeaux.

infirmités qui peuvent les atteindre. Cependant, il faut bien le reconnaître, un grand nombre de nos concitoyens ignorent ou bien oublient l'existence de la plupart de ces œuvres généreuses qui se poursuivent au milieu d'eux. Bien que les résultats obtenus soient satisfaisants pour tous, remarquables pour l'une d'entre elles qui, dans le monde entier, jouit d'une notoriété bien méritée, personne ne peut dire ce que deviendraient quelques-unes de ces œuvres si elles étaient mieux connues et si l'opinion publique se montrait moins désintéressée à leur égard. Ce sont toutes ces raisons réunies qui m'ont décidé et m'amènent à vous parler aujourd'hui du sourd-muet.

Il me semble qu'avant d'aborder l'étude des tentatives généreuses et véritablement remarquables qui ont été poursuivies avec tant de persévérance et de dévouement pour assurer au sourd-muet une instruction suffisante et lui permettre de rentrer dans le giron de l'humanité, il me semble, dis-je, qu'il est nécessaire de vous faire connaître ce qu'est cet être humain, aussi bien au point de vue physique qu'au point de vue intellectuel et moral. C'est seulement après vous avoir exposé succinctement ce que nous savons de certain sur le sourd-muet, envisagé à ce point de vue, et lorsque vous le connaîtrez dans sa nature intime, qu'il vous sera possible de comprendre et d'apprécier en pleine connaissance de cause l'histoire si intéressante de son éducation et l'avenir des méthodes qui sont mises en œuvre pour entreprendre cette tâche et la développer.

Dès le début de cette étude, nous devons résoudre une première question qui se pose : c'est de savoir comment on devient sourd-muet, comment un enfant qui ne se différencie en rien par son apparence extérieure des autres enfants de son âge est muet et privé de la parole articulée. On pourrait supposer, en effet, que ces enfants ne parlent pas parce que les organes de la phonation et de l'articulation sont impropres à un fonctionnement régulier et approprié ou parce que les zones de l'écorce cérébrale, qui tiennent sous leur dépendance les mouvements des appareils de la phonation et de l'articulation, ont été détruites ou se sont anormalement développées, ou même ne se sont pas développées du tout. Il n'en est rien ; le larynx, le pharynx, la cavité buccale, la langue, les lèvres, le

voile du palais sont normaux et ne se différencient pas notable-
ment des mêmes organes observés sur les entendants parlants,
l'étude d'un grand nombre de cerveaux de sourds-muets ne
décèle aucune anomalie, aucune lésion appréciable, ni dans la
troisième circonvolution frontale, ni dans les parties motrices
avoisinantes, ni même dans les régions des centres psycho-
acoustiques situés, comme on le sait, à la partie postérieure
des première et deuxième circonvolutions temporo-sphé-
noïdales.

Un enfant est sourd-muet parce qu'il est né sourd ou, ce
qui est plus fréquent, parce qu'il est devenu sourd pendant
la période de la vie consacrée à l'étude du mécanisme de
la parole articulée et à la fixation dans son intelligence de la
plus grande partie du vocabulaire usuel. C'est à l'âge de huit
ans que cesse ce triste privilège et que la surdité acquise cesse
de provoquer la mutité. En effet, lorsqu'un enfant devient
sourd après cette période de la vie, la surdité n'entraîne pas
forcément comme conséquence la mutité, mais elle amène un
retard souvent considérable dans le développement intellectuel
de l'enfant jusqu'à ce que, par une éducation appropriée, il ait
assuré la conservation des notions acquises et se soit assimilé
des moyens faciles de communication avec les entendants
parlants, moyens dont le meilleur est la lecture sur les lèvres.

Vous avez entendu tout à l'heure que j'ai dit « un enfant né
sourd ou devenu sourd pendant une certaine période de sa
vie », c'est qu'en effet la surdité aboutissant à la mutité est congénitale ou acquise. Si on consulte les statistiques adminis-
tratives, on serait disposé à considérer la surdité congénitale
comme très fréquente. En effet, dans les tableaux statistiques
publiés par M. Cornié, établis sur des documents dont les uns
ont pour origine des renseignements fournis par les parents
eux-mêmes, dont les autres proviennent de certificats médicaux
et administratifs donnés avec plus ou moins de compétence,
nous voyons que, sur les 805 élèves entrées à l'Institution
nationale des Sourdes-Muettes de Bordeaux dans les trente
années qui commencent en 1859 pour finir en 1889, on en
trouve 453 qui sont considérées administrativement comme
sourdes-muettes de naissance, tandis que 342 enfants seulement auraient perdu la puissance auditive après la naissance

dans des proportions qui décroissent rapidement au fur et à mesure que l'on s'éloigne de la première année. Mais lorsque, à l'aide d'examens cliniques appropriés, il est fait un contrôle sérieux de la valeur de ces renseignements puisés à des sources si diverses et si peu autorisées, on reconnaît bientôt que la surdité congénitale est bien moins fréquente qu'on ne serait disposé à le croire; que l'on confond souvent sous le nom de surdité congénitale des faits de perte de l'ouïe survenus postérieurement à la naissance et provoqués par des maladies de la première enfance. J'ai fait cette enquête sur un peu plus de 100 enfants pris au hasard; en effet, c'est un groupe formé par les enfants appartenant à trois années d'étude consécutives qui a servi à cette recherche. Sur ce nombre total, je n'en ai trouvé que 3 dont la surdité se rapportait soit à des anomalies ou à des malformations survenues avant la naissance, soit à des modifications anatomiques contemporaines du moment de la naissance. Le reste, c'est à dire la presque totalité présentait des signes manifestes de surdité acquise après la naissance, ne se rattachant à aucun trouble cérébral primitif, caractérisée par des lésions évidentes de la membrane du tympan et de l'oreille moyenne. Mon collègue de l'Institution de Paris, M. le Dr Ladreit-de-Lacharrière, dans une étude analogue à la mienne, arrive, sur 100 enfants, au résultat suivant : 79 étaient atteints de surdité acquise après la naissance et présentaient des lésions de l'organe de l'audition, tandis que 21 seulement pouvaient être considérés comme des sourds congénitaux ou bien l'étaient devenus dans les premiers mois de la vie extra-utérine. On voit que, au fond, les résultats de mes recherches, malgré une divergence apparente, coïncident avec ceux qu'annonce M. Ladreit-de-Lacharrière et sont bien différents de ceux qui découlent des statistiques officielles. C'est qu'en effet, par diverses raisons, parmi lesquelles il faut citer une méconnaissance complète de faits anatomiques cependant bien établis, un grand nombre de médecins ne tiennent aucun compte de l'otite des nouveau-nés et des relations si étroites qu'elle présente avec l'athrepsie. Cependant, Renaut, actuellement professeur d'histologie à la Faculté de Médecine de Lyon, a décrit, depuis plus de vingt-cinq ans, les caractères anatomiques si particuliers que présente la muqueuse de la caisse du tympan au moment de la naissance et a démontré que, pendant quelques mois, le tissu particulier qui la constitue présente un terrain très favorable au développement de processus inflammatoires étendus et profonds. Or, parmi les conditions pathogéniques qui peuvent intervenir à cette période de la vie, nous devons citer l'athrepsie si bien étudiée par notre regretté maître, le professeur Parrot. Ce maître éminent, dont nous nous honorons d'avoir été l'élève au moment où il faisait ses recherches sur ce sujet intéressant, a démontré que l'athrepsie, conséquence si fréquente d'une mauvaise alimentation pendant la première enfance, donnait naissance, en dehors des troubles intestinaux qu'elle provoque et qui la caractérisent, à des lésions cérébrales, à des convulsions et à des altérations inflammatoires développées dans la muqueuse de l'oreille moyenne. Ces lésions aboutissent presque constamment, lorsqu'elles sont méconnues, à une surdité irrémédiable qui, survenant à une période de la vie où le nouveau-né n'a pas encore donné de signes manifestes d'intelligence, est presque nécessairement confondue avec la surdité congénitale.

Si, pendant la première enfance, nous pouvons citer comme cause presque unique de la surdité acquise l'otite des nouveau-nés et l'athrepsie, nous constatons que, pendant la seconde enfance, des causes multiples donnent naissance à des lésions graves de l'oreille moyenne qui entraînent à leur suite le développement d'une surdité acquise, puis rapidement amènent la perte complète de la parole articulée. C'est ainsi que la rougeole, la scarlatine, la diphtérie, la fièvre typhoïde interviennent tour à tour dans ce processus pathologique. On s'explique facilement le mode d'action de la rougeole, de la scarlatine, de la diphtérie, qui produisent des lésions dans le pharynx nasal. Ces lésions s'étendent facilement à l'oreille moyenne par l'intermédiaire de la trompe d'Eustache. L'action de la fièvre typhoïde n'est pas moins certaine et on comprend facilement le processus d'après lequel elle agit, si peu que l'on veuille réfléchir aux lésions congestives qu'elle provoque dans l'oreille interne et aux infections secondaires dont elle est l'origine dans des muqueuses dont le derme présente une structure lymphoïde, comme celle qui tapisse le pharynx nasal et la première portion de la trompe d'Eustache.

Les statistiques notent souvent, comme cause de la surdi-mutité acquise, des méningites. Je dois également relever l'erreur qui est habituellement commise dans cette circonstance. Une pratique médicale déjà longue des maladies des enfants ne m'a permis que bien rarement de constater la guérison d'une méningite, alors que l'ensemble symptomatique ne laissait concevoir aucun doute sur la véritable nature de la maladie. Pour ma part, je n'ai eu cette certitude que deux fois. L'état morbide que l'on prend fréquemment pour une méningite guérie et laissant à sa suite de la surdité et plus tard de la surdi-mutité n'est pas autre chose qu'une labyrinthite aiguë infectieuse, se produisant dans les mêmes conditions pathogéniques que la paralysie spinale infantile. Voltolini avait depuis longtemps signalé ces faits et si encore il subsiste des doutes dans l'esprit d'un certain nombre de médecins qui croient à une relation étroite entre ces lésions de l'oreille interne et le processus de la méningite cérébro-spinale épidémique, il manque, pour juger définitivement la question, des examens anatomiques pratiqués avec toute la rigueur scientifique. Ce que l'on peut supposer, c'est que la même cause infectieuse intervienne dans les deux cas ; que parfois, elle agisse en même temps sur les deux systèmes anatomiques, mais dans ce cas la terminaison presque fatale et rapide est la mort, ou bien qu'elle localise son action sur l'oreille interne et donne lieu au syndrome étudié par Voltolini et qui se termine par une surdité bi-latérale incurable.

Les altérations des centres nerveux dans la surdi-mutité congénitale sont encore à peu près complètement inconnues et pourraient tout au plus être représentées par des arrêts de développement ou bien encore des altérations morbides développées pendant la vie intra-utérine. Dans la surdi-mutité acquise, quelques auteurs, parmi lesquels nous devons citer le Dr Luys, ont décrit dans l'écorce cérébrale l'existence d'altérations dont l'origine se rattacherait à la perte de la fonction auditive et à l'atrophie des fibres nerveuses provenant du nerf auditif. Nos recherches ne concordent pas avec les résultats annoncés par cet anatomiste ; et, dans les examens que nous avons pratiqués, nous n'avons pas constaté de lésions apparentes dans les régions incriminées et nous n'avons pas observé de dégénération secondaire du nerf auditif. Les résul-

tats de nos examens s'expliquent facilement si l'on considère
les ganglions intra-labyrinthiques comme les véritables centres de nutrition du nerf auditif. Nous avions entrevu ces faits
à l'époque où nous avons publié les résultats de nos recherches sur les ganglions du nerf auditif; les travaux de notre
préparateur, M. le Dᵣ Cannieu, sur le même sujet sont venus
confirmer les résultats que nous avions obtenus et les com-
pléter en démontrant que les ganglions dont nous avions
signalé l'existence, qu'il a décrit complètement et dont il a fait
connaître la véritable composition, sont une prolongation des
centres nerveux et représentent la région de ces centres qui
tient sous sa dépendance la nutrition du nerf auditif. En tout
cas, ces divergences dans les résultats obtenus doivent rendre
circonspects dans les conclusions qu'il est possible de formuler et démontrent avec évidence que de nouvelles recherches anatomo-cliniques et expérimentales sont indispensables
pour arriver à une certitude, au sujet des dégénérations secondaires provoquées dans l'écorce cérébrale par la perte de la
fonction auditive.

La surdi-mutité peut-elle être héréditaire? On connaît, il est
vrai, un certain nombre de familles de sourds-muets qui ont
donné naissance à des enfants sourds-muets, soit seulement à
la première génération, soit encore à plusieurs générations
successives. Mais nous devons faire remarquer que cette
transmission héréditaire est très irrégulière dans ses manifestations. Souvent, en effet, il naît de ménages sourds-muets
des enfants dont l'audition est irréprochable et, d'autre part,
le plus grand nombre des sourds-muets proviennent de
parents qui ne présentent aucune anomalie dans la fonction
auditive. On comprendrait que des sourds-muets congénitaux,
présentant des malformations des organes de l'audition ou des
centres nerveux qui se rattachent à cette fonction, pourraient
transmettre héréditairement ces anomalies, comme on l'observe
pour d'autres anomalies de développement. Mais nous avons vu
que cette catégorie de sourds-muets est bien peu nombreuse
et que le plus grand nombre de ceux qu'il nous est donné
d'observer doivent leur infirmité à des altérations de l'organe
de l'audition développées pendant la première et la seconde
enfance, sous l'influence de maladies intercurrentes. Il est diffi-

cile d'admettre qu'une infirmité survenue à la suite de maladies accidentelles puisse être transmise aux descendants. Dans ces faits, on ne peut s'expliquer l'action de l'hérédité qu'en admettant la transmission d'une disposition morbide générale, d'un état qui crée une aptitude à contracter des lésions de l'oreille déterminant la surdité. Que dans ces conditions, les mêmes causes agissent aux mêmes périodes de la vie sur les parents et les descendants, on pourra voir se développer la surdi-mutité; mais cette évolution n'est pas fatale, elle est même rare, sinon exceptionnelle et c'est ce qui permet de s'expliquer la variabilité si grande observée dans les résultats de l'hérédité chez les sourds-muets. Aussi, dans ces conditions, on ne comprendrait pas les raisons qui voudraient faire interdire aux sourds-muets, non seulement le mariage entre eux, mais même le mariage avec des entendants parlants. Par crainte d'une éventualité qui se produit si rarement, on condamnerait le sourd-muet à un isolement dangereux et on aggraverait ainsi une prédisposition déjà fâcheuse de son esprit à la légèreté et au vagabondage, en le privant des attaches et des obligations que donne la vie de famille.

La consanguinité, bien plus que l'hérédité, est un véritable bouc émissaire et a été chargée de tous les péchés d'Israël en ce qui concerne les causes qui président au développement de la surdi-mutité, si nous en croyons les statistiques officielles. En effet, il ressort d'après elles que, dans une période antérieure à 1879, 9 % des enfants admis à l'Institution nationale des Sourdes-Muettes de Bordeaux provenaient de mariages consanguins. Une statistique plus récente, due à M. Cornié et faite dans le même milieu, élève cette proportion à 14 %. D'autres auteurs, Ménière, Liebreich signalent des faits analogues, bien que les chiffres qu'ils citent soient moins élevés. Liebreich fait même remarquer la singulière coïncidence qui existe entre la surdi-mutité, la rétinite pigmentaire et la consanguinité.

Tous ces faits sont exacts, ces relations existent, la rétinite pigmentaire est fréquente chez les sourds-muets et quelques-uns de ceux qui présentent ces altérations proviennent de mariages consanguins. Mais, il faut bien le reconnaître, ces statistiques brutales qui n'analysent pas les faits en permettant de les grouper selon leurs affinités, ne démontrent pas d'une façon formelle que la consanguinité est la seule coupable et que l'hérédité n'intervient pas dans les conditions et dans les limites que nous avons admises précédemment. On a tort de vouloir mettre tout ce qui se produit de défectueux sur le compte de la consanguinité. Elle ne peut pas être la cause unique du déchet organique dont une descendance est frappée, car les enfants des consanguins sont soumis, comme ceux qui proviennent d'unions entre étrangers, à des causes morbides générales altérant la santé. Les recherches de zootechnie démontrent que la consanguinité, lorsqu'une sélection sévère des reproducteurs est pratiquée, donne une amélioration de la race, en développant des qualités, en amoindrissant des défauts. D'autre part, l'étude des populations maritimes ou insulaires pratiquant presque forcément et depuis très longtemps les mariages consanguins, ne donne pas une proportion de sourds-muets qui se différencie de la proportion établie pour la population totale d'un pays. Toutes ces raisons réunies amènent à admettre qu'on a eu tort d'incriminer la consanguinité d'une façon particulière. Ses effets se confondent avec ceux de l'hérédité, en la doublant et en l'exaltant; lorsque l'hérédité est mauvaise, elle multiplie les germes morbides et crée ces aptitudes, cette disposition générale à contracter des affections de l'enfance aboutissant à la surdité et à la surdi-mutité. C'est dans ce sens et dans ces limites qu'il faut admettre l'influence mauvaise des mariages consanguins et qu'il est prudent de les déconseiller.

Après avoir étudié le sourd-muet au point de vue physique, nous avons à nous demander ce qu'il est au point de vue intellectuel et moral. Les opinions émises à ce sujet sont bien différentes les unes des autres. Pour les uns, le sourd-muet est un être incomplet, dont l'état intellectuel et moral est caractérisé par un degré d'infériorité notoire sur celui de l'enfant du même âge entendant parlant; de telle sorte qu'au point de vue médico-légal certains médecins voudraient qu'on lui attribuât une responsabilité atténuée, quel que fût le degré d'instruction qu'il eût reçu. On peut répondre à cette appréciation si sévère que, chez le sourd-muet, on constate des degrés divers de l'intelligence et que, si souvent l'éducation à laquelle il a pu être soumis est bien élémentaire et suffisante tout au plus pour les exigences d'une profession manuelle, on doit attribuer cette infériorité à ce que la connaissance de la langue, dont il faut étudier chaque mot lentement et avec peine, présente de grandes difficultés pratiques et demande un temps fort long. Cependant, si on les compare à beaucoup d'entendants parlants de la même classe, même avec cette instruction si élémentaire, quelle différence en faveur du sourd-muet et combien d'ouvriers de la même condition sont intellectuellement au-dessous de lui! Quelques auteurs ont voulu restreindre cette infériorité intellectuelle native au seul sourd-muet congénital. Nous avons vu précédemment que, sur la masse de ceux qu'on instruit, le nombre des sourds-muets congénitaux est bien restreint; on se demande alors, puisque les lésions cérébrales sont si rarement observées, puisque les anomalies, s'il en existe, ne portent que sur l'organe de l'audition, on se demande, dis-je, pourquoi les sourds-muets congénitaux seraient condamnés à une infériorité intellectuelle fatale. Nous pensons qu'on ne doit faire d'exception à ce point de vue que pour les dégénérés intellectuels atteints en même temps de surdi-mutité. Quelques auteurs ont été plus loin encore et ont voulu comparer l'état intellectuel du sourd-muet, à l'état de nature et privé de toute instruction éducative, à celui de l'idiot, en faisant remarquer que dans les deux cas les sujets observés étaient dominés par les penchants instinctifs, s'abandonnaient à des emportements d'une violence que rien ne pouvait modérer. Or, si peu que l'on réfléchisse à l'origine de ces défauts, on voit que le développement de ces phénomènes tient à l'absence complète d'éducation et de discipline, due surtout en ce qui concerne le sourd-muet à la faiblesse, à l'ignorance, à la compassion des parents. Ce qui prouve que telle est bien la cause de ces violences impulsives, c'est ce que devient le sourd-muet lorsqu'il est placé dans une institution spéciale et éloigné d'un milieu sans autorité sur lui. L'influence de la discipline propre au milieu dans lequel il est placé ne tarde pas à se faire sentir. D'abord timides et sauvages, ces enfants sont bientôt entraînés par l'exemple de leurs compagnons et ils deviennent doux et obéissants, confiants jusqu'à l'excès et parfois même cette confiance touche à la naïveté. Le sourd-muet, a pu dire Valade-Gabel, « n'est pas seulement un enfant à instruire, c'est un être moralement incomplet. Son intelligence à dix ans n'est pas plus développée que celle d'un enfant de trois ans; toutes ses facultés sont engourdies; il n'a contracté aucune habitude d'ordre et de soumission; il n'ignore pas seulement les formes du langage, il est étranger à la plupart des idées qui en sont le fond; lui enseigner à lire, c'est lui enseigner à penser ». Mais la puissance intellectuelle de cet être, bien qu'engourdie, existe et on a pu dire qu'elle est comme une chambre obscure où ne pénètre aucun rayon lumineux et dans laquelle les idées séjournent à l'état latent.

Une autre caractéristique du sourd-muet, même de celui qui a été modifié par l'instruction, est d'avoir un naturel changeant et inconstant et d'être presque fatalement imprévoyant. Instruit uniquement par les yeux et par le sens de la vue, sa curiosité naturelle le porte à désirer voir beaucoup d'objets et des objets nouveaux, de là une disposition au changement de place qui dégénère facilement en vagabondage.

La vérité est que, chez le sourd-muet, il y a des degrés très divers de puissance intellectuelle comme chez les autres membres de l'espèce humaine; que le sourd-muet est capable d'être développé intellectuellement par une éducation appropriée et qu'il n'est pas vrai que, pour lui, l'éducation soit stérile. Ses aptitudes éducatives sont bien plus considérables qu'on ne serait disposé à le croire d'après les faits que nous venons de rappeler. En effet, nombre d'entre eux se sont élevés à des conceptions d'un ordre supérieur et sont devenus des professeurs instruits, des écrivains remarquables, des artistes de valeur et des ouvriers habiles et remarqués dans leur profession. D'autre part, le sourd-muet est capable de puissance affective et, sans remonter au fait si touchant cité par Silvio Pellico, nous voyons constamment dans l'Institution de Bordeaux l'affection presque maternelle des maîtresses gagner l'affection des élèves et la développer même chez les enfants en apparence les plus inabordables à ces sentiments et d'une sauvagerie extrême à leur arrivée.

Une autre question intéressante est de savoir comment pense le sourd-muet, sous quelle forme lui apparaissent les

idées, alors qu'il est tel que la nature l'a fait et qu'aucune tentative éducative n'est venue modifier la direction naturelle de
son intelligence. Nous avons pu interroger à ce point de vue
plusieurs anciennes élèves très intelligentes, appartenant à un
milieu intellectuel élevé et habituées actuellement à se rendre
compte des phénomènes de la pensée. L'une d'entre elles,
parmi les plus remarquables, se rappelait nettement n'avoir
jamais pensé avant toute éducation autrement que par images
matérielles. Ainsi, la colère pour elle se matérialisait sous
l'apparence d'un enfant rouge, agité et faisant des mouvements violents; la faim, c'était un enfant à table et mangeant
avec avidité. Ce fait n'est pas isolé et j'ai pu retrouver cette
tendance à la représentation matérielle de la pensée chez plusieurs autres de nos anciennes élèves. Je ne suis pas seul à avoir
constaté cette disposition. Mme la Supérieure de l'Institution,
dont l'autorité est si considérable en cette matière, considère
cette matérialisation des idées comme un fait général chez le
sourd-muet et c'est elle d'ailleurs qui, la première, a éveillé
mon attention sur ce sujet.

Un autre fait intéressant, c'est que, chez le sourd-muet, la
pensée se formule dans un ordre inversif comme chez le jeune
enfant, de telle sorte que l'objet principal est toujours formulé
le premier. Si on a pu dire que le jeune enfant parle nègre,
on peut caractériser la manière dont pense le sourd-muet en
disant qu'il pense nègre et formule ses idées dans une forme
inversive très différente de l'ordre logique de notre langue et
des langues occidentales.

Alors même qu'il est privé d'éducation, le sourd-muet n'est
pas condamné à un isolement absolu, surtout si une affection
profonde et dévouée comme celle d'une mère veut bien, par
des soins affectueux, éveiller en lui la sociabilité. Mais, c'est
alors à l'aide de signes naturels, dont les uns sont instinctifs,
les autres imitatifs ou bien encore par le langage d'action,
qu'il communique avec ceux qui l'entourent; mais, ces signes
naturels et instinctifs sont en petit nombre et les moyens de
communication sont forcément limités et comme conséquence
entraînent une limitation très étroite du champ d'activité de
l'intelligence.

On peut dire, pour résumer toute cette discussion, que la

puissance intellectuelle du sourd-muet dépend d'une condition
primordiale qui est la découverte et l'emploi de procédés
établissant entre le maître et l'élève la communication de la
pensée. Aussi, lorsqu'à ce point de vue on compare le jeune
sourd-muet au jeune aveugle, on constate une infériorité très
marquée du premier sur le second. Si, en effet, le jeune
aveugle présente un développement intellectuel très rapide,
c'est qu'il jouit de l'audition et de la parole articulée et que les
idées qu'il a reçues par ce moyen, dès la plus tendre enfance,
provoquent de nouvelles idées, que ces moyens de communication sont d'un usage facile, à la portée de tous et pour ainsi
dire indéfinis dans leur application. Le sourd-muet, au con-
traire, privé d'éducation spéciale, ne communique, avons-nous
dit, avec ceux qui s'occupent de lui qu'à l'aide de signes naturels et instinctifs peu nombreux, limitant très étroitement le
champ d'activité intellectuelle, ne correspondant qu'à un nombre très restreint d'idées et s'opposant pour ainsi dire à leur
multiplication. L'éducation qu'on peut lui donner repose sur
l'emploi de procédés établissant la communication de la pensée
entre le maître et l'élève, qui sont plus complexes, dont quelques-uns sont artificiels et qui, tous, demandent une longue
initiation. Ce sont, en effet, les signes conventionnels, la langue écrite et la parole manifestée aux yeux par les mouvements apparents que détermine la formation des sons articulés.
Aussi, le sourd-muet apprend bien lentement et péniblement
le vocabulaire usuel; il commence tard son éducation et perd
ainsi forcément pour son développement intellectuel la période de la vie dans laquelle l'entendant parlant ou le jeune
aveugle fixent dans leur mémoire tout le vocabulaire dont ils
auront à se servir pour formuler leurs idées.

Tout ce que nous venons de dire s'applique au sourd-muet
dont la surdi-mutité dépend d'une surdité congénitale ou
acquise, mais dont le cerveau ne présente aucune dégénérescence. Nous ne devons pas comprendre dans l'étude que nous
venons de faire les dégénérés intellectuels sourds-muets ni
ceux qui, privés de la parole articulée, sont à peine ou pas du
tout sourds. Ils forment une classe tout à fait à part, sur
l'importance et l'avenir de laquelle il est nécessaire de s'expliquer.

Les dégénérés intellectuels sourds-muets sont-ils nombreux et représentent-ils une proportion considérable sur le chiffre total des enfants atteints de surdi-mutité? Nos recherches à ce point de vue ne concordent nullement avec les résultats obtenus et publiés par M. le Dr Féré, médecin en chef de Bicêtre.

Cet auteur, en effet, dans différents articles et en dernier lieu dans une note communiquée à la Société de Biologie de Paris, signale que les mouvements du sourd-muet sont faibles, lents et maladroits, et que ces troubles de la motilité générale des muscles qui servent à l'articulation se manifestent aussi dans les mouvements étrangers à la parole articulée. Ces troubles sont aggravés par l'état de dégénérescence dans laquelle se trouvent la plupart de ces sujets, dégénérescence caractérisée par un grand nombre de stigmates tératologiques, tels que asymétrie crânio-faciale, asymétrie chromatique de l'iris, malformations du pavillon de l'oreille, du voile du palais et de la voûte palatine, malformations des mains et en particulier défaut de proportion des doigts, etc., etc.

Ils sont, dit-il, non seulement défectueux au point de vue de la fonction auditive et de la fonction verbale, ils sont défectueux au point de vue de leur organisation tout entière et ils ne sont pas mieux partagés au point de vue psychique qu'au point de vue somatique.

Enfin, il ajoute : « Cet état de dégénérescence ne souffre que peu d'exception et on le trouve, comme on devait s'y attendre, surtout chez les sourds-muets non-congénitaux. »

Toutes ces affirmations ont provoqué dans mon esprit un étonnement profond et je dois dire que le résultat de mes recherches et des nombreux examens auxquels je suis appelé à me livrer à l'Institution nationale des Sourdes-Muettes ne concorde pas du tout avec ceux qu'avance M. Féré. Certes, dans la description de l'état somatique du sourd-muet telle qu'il la donne, je vois bien une grande ressemblance avec l'état du dégénéré intellectuel, qui ni n'est ni sourd ni muet et qui cependant ne parle pas, ne profère que des cris inarticulés parce qu'il lui manque l'outil principal de la pensée et des manifestations extérieures de la pensée, c'est à dire un cerveau sain. Mais tel n'est pas le cas pour la plupart des sourds-muets, du moins dans le milieu où j'observe.

Sur une rentrée qui varie chaque année de 30 à 35 enfants, c'est à peine si, après examen attentif et répété, je suis amené à en faire éliminer 1 ou 2 pour cause de dégénérescence intellectuelle, offrant les stigmates que M. Féré énumère comme si fréquents. Il est vrai que, avant la rentrée, quelques parents des départements voisins viennent parfois faire soumettre par l'admistration à mon examen quelques enfants qui rentrent dans la même catégorie. Je ne puis pas avoir une statistique exacte pour ces derniers faits, mais jamais leur nombre ne dépasse 5 dans une année, alors qu'ils proviennent de quatre départements, dont trois sont populeux.

Habituellement, ceux sur lesquels je suis appelé à me prononcer sont au nombre de 2 ou 3. Une statistique tenue exactement à l'Institution nationale de Bordeaux démontre que, dans une période de dix ans commençant en 1882 et se terminant en 1892, sur une rentrée totale de plus de 300 enfants, 16 seulement ont dû être renvoyées parce qu'elles appartenaient à la catégorie des dégénérés intellectuels, retardés ou idiots et justifiables d'autres méthodes d'éducation que celles qui sont employées à l'Institution nationale de Bordeaux.

Les faits que signale M. Féré, de faiblesse et d'indécision dans la motricité du sourd-muet qui n'a été soumis à aucun entraînement éducatif sont réels, mais s'expliquent bien plus simplement. Les difficultés des moyens de communication entre les parents et le jeune sourd-muet le laissent livré à lui-même et rien ne vient corriger les défauts physiques et les mauvaises habitudes, même celles du mouvement. D'autre part, les mouvements des organes consacrés à l'articulation sont malhabiles par manque de fonctionnement méthodique. Ces enfants ne savent même pas respirer, de telle sorte que, au point de vue de leur santé, la méthode d'éducation par l'articulation est un bienfait, en obligeant à leur apprendre à respirer et en donnant ainsi à leur appareil respiratoire un développement normal.

Les différences si considérables que nous constatons entre les résultats que nous avons obtenus et ceux qu'annonce M. Féré tiennent sans aucun doute aux milieux différents dans lesquels les observations ont été pratiquées.

M. Féré observe dans un service d'enfants dégénérés intellectuels, parmi lesquels un grand nombre sont sourds-muets ou du moins sont privés de la parole articulée. Nous, nous avons examiné des enfants pris dans le milieu moyen, sans aucune sélection dans aucun sens.

Nous pensons qu'il faut combattre avec énergie des doctrines comme celles que publie M. Féré qui, si elles venaient à être acceptées comme l'expression de l'état réel de la généralité des sourds-muets, compromettraient gravement la cause de leur éducation et de leur relèvement dans l'humanité.

*
* *

Quel a été jusqu'à la fin du siècle dernier le sort du sourd-muet, quelle place occupait-il dans l'humanité, quels étaient les efforts faits en sa faveur et pouvait-il, eu égard à son infirmité, obtenir des secours efficaces? La réponse que donne l'histoire à toutes ces questions est navrante en ce qui concerne le monde antique. En effet, au début, le sourd-muet est mis à mort à Sparte, dans l'ancienne Rome, et subit le sort commun infligé à tous ceux que des infirmités incurables rendaient impropres à la vie commune et qui constituaient un embarras pour la société de l'époque. Plus tard, la législation romaine s'adoucit à son égard, lui conserve la vie; mais le place à peine au-dessus de l'idiot et de celui qui, dès sa naissance, est privé de toute intelligence. Le moyen âge le traite avec la même indifférence et l'ignore. Faits pour l'action, les hommes de cette époque ne s'occupaient que de ceux qui pouvaient participer à la vie active et militante. Même l'Église, au milieu de nombreuses créations d'hospices et d'œuvres de charité qu'elle dirige, ne paraît pas s'être intéressée d'une manière particulière à son sort.

Envahie par une société barbare, elle avait trop à faire pour sauver quelques parcelles des connaissances humaines et adoucir des mœurs que la religion ne contenait que rarement et avec difficulté.

Aussi est-ce à peine si, au IXᵉ siècle, on trouve dans l'histoire ecclésiastique de Bède le Vénérable le récit de la tentative généreuse et remarquable de saint Jean-de-Beverley, archevêque d'York qui, en 860, d'après Mgr de Haerne, apprit à parler à un sourd-muet, grâce à l'emploi d'exercices méthodiques et successifs d'articulation. Mais cet essai paraît être isolé ou du moins on ne trouve nulle part, dans les auteurs, la mention de faits analogues. De longs siècles s'écoulent et il faut arriver au XVIe siècle pour voir se manifester l'opinion de Jérome Cardan, qui considère comme possible d'apprendre la lecture et l'écriture au sourd-muet par la méthode intuitive et de remplacer ainsi, pour lui, la parole et l'audition qui lui manquent.

Mais l'œuvre capitale de cette époque est celle d'un moine espagnol, Pedro Ponce de Léon, qui s'abstint, il est vrai, de faire connaître lui-même sa méthode et de publier ses travaux, mais qui instruisit plusieurs sourds-muets, sut former des élèves et constituer ainsi une véritable école. Grâce aux publications d'un de ces élèves, Juan-Pablo Bonet, qui en 1620 fit paraître à Madrid un livre sur l'art d'instruire les sourds-muets, nous pouvons nous rendre compte de la méthode employée. Cet auteur signale, en effet, l'importance de la vue chez les sourds-muets pour saisir tout espèce d'enseignement qui leur est donné. On doit, dit-il, s'en servir pour remplacer les sons qu'ils ne perçoivent pas par les lettres qui expriment et figurent ces sons. Ce n'était pas comme aujourd'hui la lecture sur les lèvres qui était enseignée avant toute chose. Bonet s'adressait aux élèves, entrait en communication avec eux par signes et par l'écriture. L'artifice consistait d'abord à apprendre aux sourds-muets à écrire, en leur indiquant par signes les objets qui correspondaient aux mots représentés par l'écriture, puis on leur enseignait les mouvements des signes de l'articulation permettant de reproduire les sons correspondant aux caractères écrits.

M. Claveau, inspecteur général du Ministère de l'Intérieur, dont on connaît la compétence si considérable en ce qui concerne l'étude et l'éducation du sourd-muet et auquel nous empruntons la plus grande partie de ces renseignements historiques, voulant faire connaître l'étendue des succès obtenus, cite dans son remarquable rapport, d'après le chevalier Digby, gentilhomme attaché à la personne de Charles Ier, alors prince de Galles, pendant le voyage de ce dernier en Espagne en 1623, la curieuse histoire du frère du connétable de Castille, sourd-muet incurable, auquel un prêtre espagnol avait enseigné la lecture sur les lèvres et la parole articulée. En effet, au grand étonnement du narrateur, ce seigneur, malgré son infirmité, était capable de converser couramment à la lumière, lors même qu'on n'eût fait entendre en lui parlant que le chuchottement le plus léger, tandis que si son interlocuteur était dans l'obscurité ou détournait la tête de façon à n'être plus aperçu de lui, il n'était plus en état de rien comprendre.

Quelques années plus tard, Wallis, en Angleterre, publia ses recherches sur la parole, dans lesquelles il étudie le mode de formation de tous les sons articulés et pose ainsi les règles de l'enseignement de l'articulation. Appuyé sur ces principes, il apprend à deux sourds-muets à articuler distinctement les mots usuels. Cependant, il ne paraît pas avoir tiré de l'ensemble de ce travail préparatoire toutes les conséquences qui devaient en découler naturellement; en effet, bien que les exercices d'imitation soient la préparation la plus directe à la lecture sur les lèvres, Wallis ne paraît pas attacher d'importance à ce procédé qui par son association constante à la parole constitue, comme nous le savons maintenant, l'essence même de la méthode orale. C'est un médecin anglais, Bulwer, vivant à peu près à la même époque que Wallis, qui, le premier, cite plusieurs faits curieux de sourds et de sourds-muets; grâce à des efforts d'attention et d'observation soutenues, ils étaient arrivés à comprendre leurs interlocuteurs aux seuls mouvements des lèvres et sans que ces derniers eussent besoin de parler à haute voix; il signale ainsi à l'attention ce phénomène important de la lecture sur les lèvres de la parole articulée.

Il faut arriver aux travaux de Conrad Amman, médecin, suisse d'origine il est vrai mais fixé en Hollande, pour voir formuler et appliquer dans la pratique de l'enseignement des sourds-muets l'ensemble des principes qui constituent véritablement la méthode orale, au moins dans ses procédés essentiels. Il ressort des descriptions de cet auteur qu'il soumettait ses élèves à des exercices très variés, dans lesquels il combinait l'étude de l'articulation à celle de la lecture sur les lèvres et de l'écriture. En effet, après avoir enseigné à ceux dont il entreprenait l'éducation à prononcer quelques lettres ou plutôt des combinaisons de lettres représentant des sons, il les écrivait sur-le-champ pour graver dans leur esprit l'idée de ces lettres et des sons qu'elles représentaient. Et alors tantôt il leur faisait répéter des lettres écrites devant eux, sans les avoir prononcées lui-même, tantôt il leur faisait articuler et imiter avec l'écriture des sons qu'il venait de prononcer.

Mais toutes ces recherches intéressantes ne s'appliquèrent dans la pratique qu'à de rares sujets; elles restaient pour ainsi dire lettres mortes et frappées de stérilité en ce qui concerne l'immense majorité des sourds-muets, au sort desquels l'opinion publique ou ce qui la représentait restait indifférente, dont la charité officielle et privée se désintéressait complètement. C'est plus tard, lorsque Jacob-Rodrigue Péreire, fixé récemment en France, d'abord à Bordeaux, puis à Paris, annonce posséder des procédés spéciaux pour l'instruction des sourds-muets que les résultats heureux obtenus par lui dans les éducations qu'il avait entreprises, que ses communications et ses présentations d'élèves à l'Académie des Sciences, faites en 1749, éveillent la curiosité et la sympathie de la classe instruite, réveillent le zèle d'hommes dévoués, suscitent des dévouements et aboutissent aux généreuses tentatives de l'abbé de l'Épée. Nous n'avons pas à apprécier la valeur des méthodes mises en œuvre par Rodrigue Péreire; il a voulu les tenir secrètes et n'a pas publié ses moyens d'éducation, par conséquent son action a été nulle en ce qui concerne les résultats pédagogiques obtenus après lui; son intervention n'a été heureuse ou utile que dans la mesure que nous venons de signaler. En effet, avec lui cesse la période d'indécisions, de recherches et de curiosités scientifiques, caractérisée par des éducations isolées, pour voir commencer la période d'action.

Presque en même temps, nous voyons en Angleterre, en France, en Allemagne, des hommes charitables et profondément dévoués aux principes d'humanité organiser l'éducation collective des sourds-muets. Ce sont Braidwood en Angleterre, Heinicke en Allemagne, l'abbé de l'Épée en France. C'est même Heinicke qui, à Leipzig en 1778, eut le premier l'honneur de constituer et de diriger une École publique et officielle et d'y appliquer également le premier les principes de

la méthode orale. Mais, si Heinicke a été le premier péda-
gogue officiel chargé d'un enseignement, il a été précédé de
beaucoup dans l'organisation de l'enseignement collectif par
l'abbé de l'Epée qui, longtemps avant lui, l'avait pratiqué
et l'avait organisé à ses frais ainsi que par sa propre initiative. En effet, l'abbé de l'Épée, amené à s'occuper de l'éducation des sourds-muets et du soulagement de cette cruelle
infirmité dans des circonstances assez singulières et alors
que rien dans sa vie antérieure ne l'avait préparé à entreprendre une œuvre aussi considérable, s'était passionné pour
ces déshérités du monde; il s'était créé lui-même instituteur
de sourds-muets, avait formulé un procédé de communication
avec eux en utilisant des signes naturels et des signes conventionnels. Puis, peu à peu débordé par le nombre toujours
croissant des enfants atteints de surdi-mutité qui lui arrivaient
de toutes parts, il fondait, en 1771, à ses frais, en engageant
toutes ses ressources personnelles, une institution d'abord
privée dans laquelle il recueillait un nombre de plus en plus
considérable de sourds-muets auxquels il prodiguait ses soins
et son temps, devenant ainsi le créateur et l'organisateur de
l'enseignement collectif. Plus tard, cette institution fut reprise
par l'État et devint l'origine de l'Institution nationale de Paris.

Bien que partisan de la méthode orale comme résultat final,
puisqu'il déclarait que l'unique moyen de rendre les sourds-
muets à la société est de leur apprendre à lire des yeux et à
exprimer de vive voix, il ne l'a pas appliquée à la généralité
des élèves qu'il a formés pour bien des raisons, parmi lesquelles il faut citer l'absence de collaborateurs et le nombre
considérable d'élèves auxquels il consacrait ses soins dévoués;
puis, il faut bien le reconnaître, parce qu'il attachait plus
d'importance à l'écriture et à la lecture combinées avec les
signes. Ces modes d'expression pouvant, d'après lui, s'appliquer également aux choses présentes ou absentes, dépendantes
ou indépendantes des sens. Il devint, pour toutes ces raisons,
le créateur et l'organisateur de l'enseignement collectif des
sourds-muets par les signes; c'est grâce à la direction qu'il
avait imprimée à leur éducation, sous l'influence de l'exemple
qu'il avait donné, que se créèrent plusieurs institutions, tant
en France qu'à l'étranger. S'il est regrettable que, entraîné par

les circonstances et les nécessités du moment, l'abbé de l'Épée ait donné la prédominance à l'enseignement par les signes, il n'en reste pas moins le bienfaiteur de tous les sourds-muets, en organisant l'enseignement collectif, en créant une école dans laquelle riches et pauvres trouvaient l'instruction qui les rendait à la vie intellectuelle.

Quelques années plus tard, Mgr Champion de Cicé, archevêque de Bordeaux, convaincu par l'exemple de l'abbé de l'Épée et par les résultats si remarquables qu'il obtenait, voulut aussi faire profiter des bienfaits de l'instruction les sourds-muets de la région du Sud-Ouest. Il choisit l'abbé Sicard pour l'envoyer à Paris se pénétrer de l'esprit des méthodes nouvelles et se mettre en état d'organiser à Bordeaux une école analogue. L'abbé Sicard s'adjoignit M. de Saint-Sernin, alors directeur à Bordeaux d'une institution florissante de jeunes garçons et jouissant d'une grande et légitime notoriété comme instituteur. Ce concours de bonnes volontés et de dévouement aboutit à la fondation de l'institution de Bordeaux, qui fut organisée en 1786 et qui, après diverses transformations, devint l'établissement que nous connaissons. A partir de cette époque, en France et dans les autres pays de l'Europe, l'instruction des sourds-muets est sortie de la période des efforts isolés et de l'enseignement individuel pour se transformer en un enseignement public et collectif, et devenir bientôt officiel et gouvernemental. En effet, la Convention déclare Institutions nationales les écoles de Paris et de Bordeaux, ce qui les sauve d'une destruction imminente et les fait échapper aux effets de la tourmente révolutionnaire.

Puis lorsque le calme est revenu, le mouvement s'étend, les effets de l'initiative et de la charité se font sentir; des institutions locales en sont le résultat et s'élèvent à côté des institutions nationales, venant combler ainsi les lacunes de la charité publique au fur et à mesure qu'elles devenaient par trop manifestes. En Allemagne, en Suisse, en Italie, ce mouvement généreux avait été suivi et avait donné lieu à l'organisation de nombreuses écoles publiques destinées à l'éducation des sourds-muets. Actuellement, il en est peu parmi ces déshérités qui, jouissant d'un développement intellectuel suffisant, bien que très médiocre dans un certain nombre de cas, n'obtiennent pas de jouir d'une éducation appropriée à son état. Mais comme conséquence de ce mouvement, du moment que l'éducation du sourd-muet était devenue collective, les méthodes que nous avons signalées dans cette revue historique avaient changé ; partout, ou presque partout, on avait abandonné la méthode orale pour y substituer l'enseignement par les signes et l'écriture. Si la diffusion de l'instruction avait été facilitée par cette substitution, il faut reconnaître que le sourd-muet au fond y avait perdu, parce que, sorti du milieu spécial où s'était faite son instruction, il était privé de moyens de communications prompts et faciles avec ceux qui l'entouraient.

La méthode orale avait bien persisté dans quelques établissements d'enseignement de divers pays, comme l'Allemagne et la Suisse. Même elle avait été restaurée dans l'Institution nationale de Bordeaux, il y a déjà de longues années, lorsque l'instruction des filles de cet établissement avait été confiée aux soins des Dames de Nevers. Sous l'influence de ces institutrices remarquables, on avait établi comme règle d'enseigner, en supplément, la parole articulée comme méthode de choix aux élèves les mieux douées. Mais en France, d'une façon générale, il y a vingt ans, l'éducation des sourds-muets se faisait par la méthode des signes et même ceux qui, par exception, apprenaient la parole articulée, suivaient, dans notre patrie du moins, le cours général d'enseignement par les signes ; ce qui nuisait, ainsi que l'expérience l'a prouvé surabondamment, aux leçons d'articulation en rendant les élèves paresseuses pour la lecture sur les lèvres, phénomène qui, on le sait, est le point capital de la méthode orale. En Allemagne, en Suisse, en Italie, les méthodes d'enseignement par les signes et la méthode orale pure ou mitigée se partageaient à peu près également les faveurs des instituteurs de sourds-muets, au hasard des traditions locales et sans doctrine formellement établie. De telle sorte que le sourd-muet, le plus souvent instruit par la méthode des signes ou par une méthode orale imparfaite, lorsqu'il sortait des écoles d'enseignement, continuait à vivre dans un état d'isolement regrettable. On paraissait n'avoir développé son intelligence que pour lui faire sentir plus cruellement la barrière qui le séparait de l'humanité.

C'est à ce moment qu'un mouvement d'opinion provoqué

par l'abbé Tarra, un des grands apôtres italiens de l'éducation du sourd-muet, mouvement soutenu et continué en France par M. Claveau, par M. Franck (de l'Institut), aboutit à la restauration complète dans notre pays de l'enseignement par la méthode orale pure dans les institutions nationales dépendant de l'État. Ce mouvement s'est propagé rapidement dans toute la France et s'est étendu aux institutions privées. Mais, il était temps, car cette réforme heureuse était déjà devenue générale dans les autres pays de l'Europe, de telle sorte qu'au point de vue de l'éducation du sourd-muet, la France, qui avait été l'initiatrice de l'enseignement collectif, s'était laissé dépasser.

En quoi consistaient les deux méthodes dont nous venons de parler et qui jusqu'à ces dernières années se partageaient le privilège de servir à l'éducation du sourd-muet, en lui permettant de communiquer avec ceux qui étaient chargés de l'instruire?

La méthode par les signes propagée grâce aux recherches de l'abbé de l'Épée, perfectionnée en France par ses élèves et ses émules, l'abbé Sicard et M. de Saint-Sernin; puis, plus tard, transformée et portée à son plus haut degré de perfection, comme méthode éducative, par les travaux de Valade-Gabel sur l'emploi des procédés intuitifs, repose sur ce fait que le maître entre en communication avec ses élèves au début, au moyen des signes naturels, puis rapidement développe chez eux la connaissance de signes conventionnels que les enfants apprennent d'ailleurs avec une rapidité étonnante et dans la pratique desquels ils dépassent bien vite leurs maîtres eux-mêmes. Presque en même temps, on enseigne l'écriture des mots correspondants aux objets ainsi que la lecture de ces mots. Ce sont autant de moyens ajoutés pour communiquer avec les élèves. C'est ainsi que par des procédés compliqués pour les profanes, assez simples pour les initiés, on enseigne aux enfants sourds-muets un vocabulaire suffisamment étendu, qu'ils traduisent par des signes, par l'écriture et qu'ils lisent. Ce vocabulaire est assez considérable pour les mettre à même d'acquérir une instruction ordinaire et suffisante pour le plus grand nombre, étendue et réellement remarquable pour les plus intelligents.

Mais cette méthode par les signes n'était qu'un moyen

commode, rapide et facile pour les initiés d'entrer en communication directe avec les sourds-muets; elle n'avait par elle-même aucune puissance éducative et elle n'a eu d'importance réelle à ce point de vue qu'entre les mains de Saint-Sernin et celles de Valade-Gabel, lorsque les procédés de la méthode intuitive ont été incorporés d'une façon intime au cours d'enseignement et en sont devenus une partie essentielle. D'ailleurs, sans les procédés intuitifs, le sourd-muet qui est élevé par les signes ou bien par la méthode orale pure, est un perroquet ou un télégraphe aérien qui reproduit par des gestes, par l'écriture, par la parole, des mots qu'il ne comprend pas.

Cette méthode offrait plusieurs avantages; ce qui explique, malgré ses bases artificielles, sa diffusion rapide et sa persistance pendant tant d'années. Elle pouvait s'enseigner à un grand nombre d'enfants, avec une certaine rapidité, de telle sorte que les élèves étaient plus rapidement mis à même de commencer véritablement leur instruction élémentaire; elle pouvait s'appliquer plus facilement à des enfants mal conformés, peu développés intellectuellement et permettait de leur apprendre au moins quelque chose, si peu que ce fût.

Mais elle offrait aussi des inconvénients très grands qui depuis longtemps étaient signalés. Elle séparait complètement les sourds-muets, même instruits, du monde en empêchant toute communication facile avec ceux qui ne connaissent pas à fond la méthode des signes et qui ne savaient pas la pratiquer. Elle développait outre mesure, chez les sourds-muets, cette tendance à l'inversion qui leur est naturelle, comme nous l'avons vu en commençant, et mettait ainsi une différence considérable entre la construction de la phrase parlée par signes et la même phrase exprimée par l'écriture et dans laquelle il fallait se conformer au génie des langues occidentales. On trouve dans les différents ouvrages consacrés à l'étude de l'éducation des sourds-muets des exemples remarquables de ce fait; ainsi, d'après M. Claveau, pouvons-nous citer cet exemple : Lorsque, nous, nous disons : « Cet homme n'aime pas les enfants », le sourd-muet dit par signes : « *Enfants..., homme..., ce..., aimer..., non...* » Enfin, au point de vue médical, la méthode des signes présentait un inconvénient considérable; elle ne développait pas l'appareil respiratoire; aussi, les recherches statistiques que j'ai pu faire à ce sujet démontrent-elles que, sur un nombre double d'enfants, les affections chroniques de l'appareil respiratoire ont été toujours en diminuant; et la phtisie, par exemple, que je voyais assez fréquemment au début de ma carrière de médecin à l'Institution, a-t-elle à peu près complètement disparu.

La méthode orale pure, depuis 1870, est enseignée et sert à l'exclusion de tout autre procédé dans les Institutions nationales de l'État. On est ainsi revenu, après une longue interruption, à des méthodes, à des procédés expérimentés anciennement, mais qui, ainsi que nous l'avons fait remarquer, n'avaient été appliqués à cette époque que pour des éducations individuelles. En effet, c'était seulement en Allemagne, en Suisse et dans quelques institutions que la méthode orale d'enseignement avait persisté et avait pu résister, dans une certaine mesure, à l'envahissement de l'enseignement par les signes. J'ai également déjà signalé ce fait que, depuis 1840 environ, lorsque des Dames de Nevers avaient été chargées de l'enseignement des filles dans l'institution de Bordeaux, elles avaient rétabli la pratique de la méthode orale pour les élèves les mieux douées, auxquelles on enseignait l'articulation, la lecture sur les lèvres, de telle sorte que si toutes les élèves étaient dressées par la pratique des signes; seules, les plus favorisées de la nature apprenaient l'articulation et la lecture sur les lèvres. Aussi, il y existait un personnel préparé à la réforme, et lorsqu'une campagne très ardente en faveur de la méthode orale eût décidé le gouvernement de la République à faire subir dans ce sens une évolution nécessaire aux méthodes anciennes, l'institution de Bordeaux fut-elle appelée à fournir la presque totalité de la mission chargée de préparer, par des études en Allemagne, en Suisse et en Italie, la solution de la question.

Il est inutile d'insister sur les péripéties de cette transformation qui, des institutions de l'État, s'est étendue aux institutions privées, de telle sorte que la France a eu vite regagné le rang qu'elle avait perdu. Et si on a pu dire avec raison, comme je l'ai signalé plus haut, que notre pays retardait de vingt ans sur l'Allemagne et même l'Italie, actuellement il n'en est plus de même; l'enseignement des sourds-muets par la méthode orale y est aussi prospère que dans les pays où il est organisé depuis de longues années; et avant longtemps, lorsque les institutions de Paris et de Bordeaux rayonnant autour d'elles seront utilisées comme Écoles normales par toutes les autres institutions, il n'y aura plus rien à désirer, au point de vue de l'enseignement du moins.

Je ne m'attarderai pas à vous faire la description minutieuse des divers procédés par lesquels on arrive à faire l'éducation des jeunes sourdes-muettes. Une visite à l'Institution en apprend bien plus que les récits les plus détaillés. Je me contenterai de vous rappeler qu'au début et par une éducation exclusivement individuelle, après avoir appris aux jeunes élèves les souffles et aussi à respirer, en réglant les mouvements de leur cage thoracique, on leur enseigne successivement : des voyelles, des consonnes; puis, on passe à des mots simples produits par l'association de ces voyelles et de ces consonnes, en ayant le soin de leur apprendre, en même temps que l'articulation, la lecture sur les lèvres, l'écriture au tableau ou sur l'ardoise et la lecture de ce qui a été écrit. Au bout d'une première année, les enfants intelligents connaissent un vocabulaire d'environ quatre cents mots, qu'ils savent articuler, lire sur les lèvres, écrire au tableau et lire sur l'écriture; dans le cours de l'année suivante, leur vocabulaire augmente, leur phrase s'affermit et se complète. C'est à la fin de la troisième année que les nombreuses difficultés qui se sont présentées successivement pour leur donner l'outil indispensable à leur instruction ont été vaincues. Alors commence un cours d'instruction analogue à celui qui est enseigné à des entendants parlants du même âge.

Les reproches que l'on peut adresser à la méthode orale, en la comparant à la méthode d'éducation par les signes, sont très nombreux; mais tous les défauts signalés se résument en celui d'être une méthode plus coûteuse et plus longue dans ses applications. En effet, l'étude de l'articulation et de la lecture sur les lèvres est presque individuelle et comporte un nombre plus considérable de maîtres pour un nombre plus restreint d'élèves; elle demande aussi, et cela est certain, une période d'instruction plus longue; nous avons vu, en effet, qu'environ trois ans sont nécessaires pour acquérir la connaissance du vocabulaire indispensable à un élève pour communiquer à peu près librement avec le maître chargé de l'instruire. On prétend enfin que tous les sourds-muets ne sont pas en état d'être instruits par la méthode orale pure; mais ce fait n'est pas exact; quelle que soit la méthode employée, les sourds-muets pourvus d'une dose moyenne ordinaire d'intelligence acquièrent une somme suffisante d'instruction; certes, la voix ne sera pas toujours agréable et sera rarement harmonieuse; mais chez tous ceux qui, par leur état intellectuel, sont capables d'acquérir des connaissances, chez tous, disons-nous, il sera possible de développer une voix suffisante.

Enfin, un autre reproche adressé à la méthode orale consiste à dire que les sourds-muets parlants ne peuvent comprendre et ne peuvent s'adresser qu'à des individus isolés; ils ont besoin de voir bien en face et exposée en pleine lumière la figure de ceux qui leur adressent la parole; c'est un inconvénient qui s'oppose à ce que le sourd-muet puisse comprendre facilement un discours prononcé par un orateur devant une foule nombreuse. Mais à côté de cet inconvénient, petit en somme, que d'avantages!!! Car le sourd-muet peut facilement et rapidement communiquer avec tous les entendants parlants, pourvu que ceux-ci exposent leur figure en pleine lumière, articulent posément, sans efforts exagérés, avec une certaine lenteur et que surtout le sourd-muet soit quelque peu habitué à l'expression de la physionomie de ses interlocuteurs.

Nous venons de voir ce qu'est le sourd-muet au point de vue physique, intellectuel et moral, comment et pour quelle cause on devient sourd-muet. Nous avons vu également quels efforts ont été faits, dans le siècle dernier et dans des époques plus récentes, pour améliorer le sort de ceux qui sont atteints par cette pénible infirmité et, enfin, nous avons rappelé brièvement les procédés employés pour leur donner la parole, la méthode éducative en honneur pour développer leur intelligence. Mais ce n'est pas tout. Les sourdes-muettes, puisque ce sont elles qui nous touchent de plus près, à Bordeaux du moins, lorsque leur instruction est terminée que deviennent-elles, et la société a-t-elle le droit de se désintéresser absolument du sort qui leur est réservé?

Certes, on a fait beaucoup pour elles et on cherche à les préparer à la lutte pour la vie dans la mesure où cela est possible; mais n'est-il pas besoin de faire plus, si ce n'est en faveur de toutes, du moins pour celles qui sont déshéritées au point de vue de la fortune? Celles qui jouissent d'une situation entièrement indépendante et possèdent une famille dans l'aisance rentrent dans le monde, protégées par le milieu social auquel elles appartiennent; nous n'avons pas à nous en préoccuper. Mais, c'est le petit, le très petit nombre.

Bien plus grand est le nombre de celles qui appartiennent à la classe ouvrière, même à cette partie de la classe ouvrière qui est nécessiteuse. Les unes, celles qui ont une famille qui peut les recevoir, restent au milieu des leurs; elles y trouvent une occupation, quelquefois même, elles fondent pour leur compte personnel une famille. Mais celles qui n'ont pas de famille pouvant s'occuper d'elles ou bien qui ont une famille indigne, que deviennent-elles? Quelques-unes sont recueillies par l'Asile du cours Saint-Jean qui, par les services qu'il rend, mériterait une bien plus grande notoriété que celle qu'il possède; ou bien trouvent de l'occupation dans une maison de typographie fondée et entretenue par la maison Firmin-Didot. Tout cela est très bien pour celles qui sont assez heureuses pour profiter de ces avantages; mais, malgré tout, il en est un grand nombre qui finissent par être bien délaissées dans le monde. Il leur manque une famille permanente, les suivant dans la vie, les guidant, les garantissant des conséquences de leur crédulité, de leur inexpérience de la vie, leur servant pour ainsi dire de guide légal et de protecteur, et pouvant à la fin de leur existence et lorsque arrivent les infirmités leur offrir un refuge. C'est ce que voulait faire notre regretté ami, M. Huriot, ancien directeur de l'Institution des sourdes-muettes, mort bien jeune, en pleine activité intellectuelle et sans avoir pu mener à bonne fin les généreux désirs qu'il avait conçus. Il voulait créer une Société de Patronage pour tous les enfants que l'institution forme, remplissant pour eux le rôle d'une famille et leur continuant pendant toute la vie une protection tutélaire. Espérons que cette pensée généreuse pourra avant longtemps être réalisée.

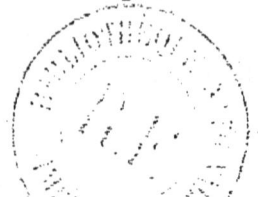

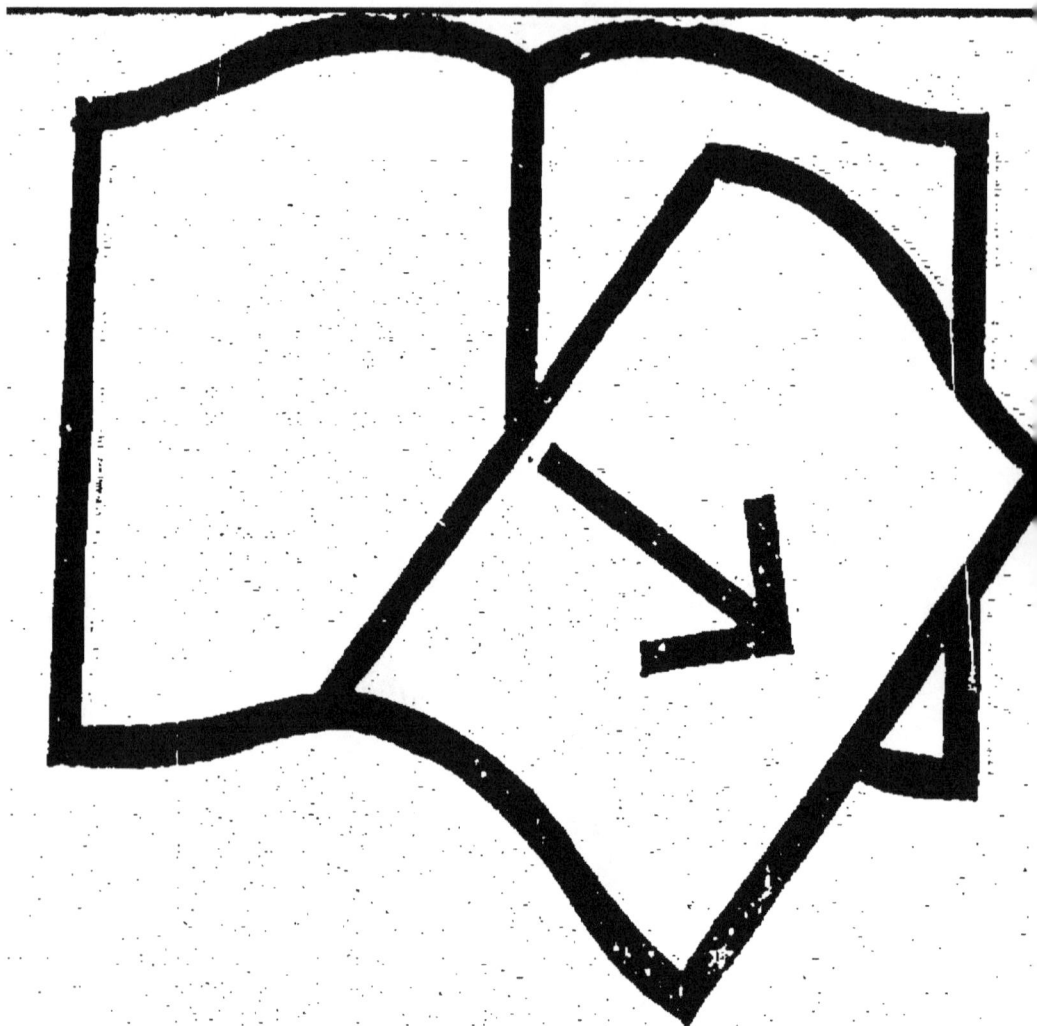

Documents manquants (pages, cahiers...)
NF Z 43-120-13

www.ingramcontent.com/pod-product-compliance
Lightning Source LLC
Chambersburg PA
CBHW060505210326
41520CB00015B/4111